Ivanna Iafigliola-Kriner

O VCT e a mudança de comportamento na prevenção do VIH

Ivanna Iafigliola-Kriner

O VCT e a mudança de comportamento na prevenção do VIH

ANÁLISE DO PAPEL DO VCT NA PREVENÇÃO DA INFECÇÃO PELO VIH NA ÁFRICA SUBSARIANA: SWAKOPMUND,NAMIBIA CASE STUDY

ScienciaScripts

Imprint

Cover image: www.ingimage.com

This book is a translation from the original published under ISBN 978-3-8383-4620-5.

Publisher:
Sciencia Scripts
is a trademark of
Dodo Books Indian Ocean Ltd. and OmniScriptum S.R.L publishing group

120 High Road, East Finchley, London, N2 9ED, United Kingdom
Str. Armeneasca 28/1, office 1, Chisinau MD-2012, Republic of Moldova, Europe
Printed at: see last page
ISBN: 978-620-3-32455-6

Conteúdo

1. Introdução

Os serviços de aconselhamento e despistagem voluntários (ATV) fazem parte integrante dos programas nacionais de VIH/SIDA e dos programas a nível do local de trabalho em grande parte do mundo. Para além das vantagens evidentes dos serviços de ATV, ou seja, informar os indivíduos sobre o seu estado e ajudá-los a aceder a outros serviços disponíveis, o impacto dos serviços de ATV na prevenção da transmissão do VIH deve ser analisado de perto.

A transmissão do VIH continua a aumentar em todo o mundo. São muitos os factores que afectam este aumento. A pobreza pode ser uma das causas principais da propagação do VIH. Embora a pobreza possa parecer um obstáculo intransponível na luta contra o VIH, há muitas facetas da pobreza que podem ser abordadas com êxito individualmente. A falta de acesso à informação, à educação e aos serviços de apoio, por exemplo, pode ser resolvida com êxito. Embora muitas organizações estejam a tentar abordar estas questões no seio da comunidade, desenvolvendo materiais impressos, vídeos e organizando sessões de sensibilização, isto envolve principalmente a transmissão de informações à comunidade, na esperança de que esta absorva tudo. Por outro lado, os serviços voluntários de aconselhamento e despistagem oferecem uma oportunidade única de ajudar a comunidade na prevenção do VIH numa base individual. Por conseguinte, este facto deveria, teoricamente, aumentar a eficácia desta intervenção. Assim, embora a prestação de serviços de ATV tenha por objetivo ajudar os indivíduos seropositivos, ajudando-os a lidar com o seu estatuto e encaminhando-os para outros serviços comunitários disponíveis, pode também diminuir a vulnerabilidade do segmento seronegativo da população. A questão que se coloca é a seguinte: os serviços de aconselhamento e despistagem voluntários funcionam como catalisadores de mudanças de comportamento? Esta é uma questão importante a colocar, tendo em conta o recente crescimento da prestação de serviços de ATV em toda a África Subsariana.

Este estudo analisa as pessoas que frequentam os serviços de aconselhamento e testagem voluntária, que tiveram um resultado negativo e voltaram para fazer um novo teste. O estudo foi realizado num centro de aconselhamento e testagem voluntária em Swakopmund, Namíbia.

2. Objectivos da investigação

O objetivo desta investigação foi verificar se o aconselhamento e o teste voluntários funcionam de facto como um instrumento preventivo eficaz na luta contra o VIH. Os serviços de aconselhamento e despistagem voluntários podem atuar como catalisadores de mudanças de comportamento? Este estudo propôs que o aconselhamento e a despistagem voluntários provocam efetivamente uma mudança positiva de comportamento e, por conseguinte, evitam novas infecções nos indivíduos que recorrem aos serviços de aconselhamento e despistagem voluntários.

3. Estudo da literatura

Foi realizada uma quantidade limitada de investigação sobre o papel do ATV na prevenção da infeção pelo VIH. Um estudo realizado pelo Centro de Estudos de Prevenção da SIDA da Universidade da Califórnia demonstrou que a prestação de serviços de ATV era mais eficaz do que a divulgação de informações sobre saúde na redução das relações sexuais não protegidas (UCSF, www.caps.ucsf.edu/projects). No entanto, este estudo apenas analisou a redução das relações sexuais não protegidas e não outros aspectos comportamentais da prevenção do VIH. Este estudo também implementou as suas próprias directrizes para a prestação de ATV, o que significa que as suas conclusões podem não ser comparáveis às do ambiente real de ATV.

Não encontrei nenhum estudo deste género realizado na África Austral. É neste contexto que este estudo tenta preencher as lacunas, analisando os serviços de ATV tal como estão atualmente a ser implementados em muitas nações da África Austral. Este estudo também tem em conta múltiplas variáveis como a educação, a língua, o estado civil, o número de filhos, etc. Variáveis que o estudo acima mencionado não teve em conta. A análise destas variáveis e do seu papel na mudança de comportamento permitiu que este estudo não só concluísse que o ATV pode afetar positivamente a mudança de comportamento, como também ajudou a determinar variáveis estranhas que podem dificultar ou acentuar a mudança de comportamento nas populações.

No contexto da Namíbia, os serviços de ATV estão a surgir rapidamente em todo o país. O seu impacto na prevenção do VIH na Namíbia ainda não foi tido em conta. Para se obter uma imagem completa dos esforços de prevenção e do seu impacto na população namibiana, é necessário incluir o papel do VCT na mudança de comportamentos. Isto não só melhorará os esforços de prevenção no país, como também ajudará a determinar quais os segmentos da sociedade que correm maior risco de infeção pelo VIH.

3.1 Definição dos termos

3.1.1 Aconselhamento e despistagem voluntários (ATV)

O VCT envolve aconselhamento confidencial pré e pós-teste na língua materna do indivíduo por um conselheiro profissional formado. A sessão de aconselhamento pré-teste deve durar, em média, trinta minutos por cliente, tanto para os que fazem o teste pela primeira vez como para os que regressam. As sessões de aconselhamento pós-teste duram entre quinze e trinta minutos por cliente. O teste de VIH efectuado é um teste RAPID, pelo que o aconselhamento pré e pós-teste ocorre no mesmo dia. Todo o aconselhamento é efectuado pelo mesmo conselheiro, incluindo as visitas de retorno.

3.1. 2Cliente de retorno VCT

Um cliente que regressa ao centro de ATV é um cliente que já fez o teste no centro e que regressa para fazer um novo teste após um período de três meses. Todos os clientes com resultados negativos são agendados pelos conselheiros para voltarem a fazer o teste.

3.1. 3Comportamento de alto risco em relação ao VIH

O comportamento de alto risco, neste caso, pode ser definido como qualquer comportamento que possa aumentar as hipóteses de um indivíduo contrair o VIH. Para efeitos deste estudo, os comportamentos de alto risco serão reduzidos aos seguintes: sexo desprotegido, sexo com múltiplos parceiros, sexo enquanto intoxicado e sexo contratual.

3.1. 4Mudança de comportamento

A mudança de comportamento é exatamente o que implica, uma mudança de um comportamento de alto risco para um comportamento de baixo ou nenhum risco, como por exemplo: uso consistente de um preservativo ou femidom, monogamia, etc.

3. 2Modelo teórico

Muitos dos programas a nível do local de trabalho que estão a ser implementados em toda a África Subsariana centram-se na prestação de formação e informação aos trabalhadores. Embora este seja, de facto, um primeiro passo valioso, é apenas isso, um primeiro passo. Para produzir/produzir uma mudança de comportamento, temos de ir para além da sensibilização. O seguinte modelo de fases de mudança do Instituto Nacional do Cancro pode ser utilizado como guia para identificar as várias fases que podem ser necessárias para provocar uma mudança de comportamento nos indivíduos.

Modelo das Fases da Mudança

Conceito	**Definição**	**Aplicação**
Pré-	Não tem conhecimento do problema, não tem	**Aumentar a sensibilização**
contemplação	pensamento sobre a mudança	da necessidade de mudança, personalizar a informação sobre riscos e benefícios.
Contemplação	Pensar na mudança, num futuro próximo	**Motivar, encorajar** a fazer planos específicos.
Decisão/Determinação (Preparação)	Fazer um plano de mudança	**Ajudar** a desenvolver planos de ação concretos, estabelecendo objectivos graduais.
Ação	Implementação de planos de ação específicos	**Ajudar** com feedback, resolução de problemas, apoio social, reforço.
Manutenção	Continuação de acções desejáveis ou repetição de etapas periódicas recomendadas	**Ajudar** a lidar com a situação, recordar, encontrar alternativas, evitar deslizes/recaídas (se for caso disso).

FONTE:
http://oc.nci.nih.gov/services/Theory at glance/PART 2.html#anchor26452 8

Se olharmos para o quadro acima, podemos ver que a maior parte dos programas de educação e informação se centram no primeiro passo - a sensibilização. Qual é o papel do VCT neste contexto do modelo de mudança? Poderá o ATV colmatar a lacuna entre o primeiro passo - sensibilização - e o último passo do modelo? Tal como o modelo mostra, os últimos três passos das fases de mudança implicam a prestação de assistência aos indivíduos de várias formas. Tendo em conta a natureza do ATV (contacto individual), será que os serviços de aconselhamento e despistagem voluntários podem prestar esta assistência de modo a provocar a mudança? Esta investigação espera identificar o papel do ATV na mudança de comportamento neste contexto.

4. Problema de investigação

A prevenção eficaz da infeção pelo VIH na África Subsariana tem sido um grande obstáculo na luta contra o VIH. Os esforços de educação e de sensibilização não se revelaram suficientes para travar a propagação do VIH. A mudança efectiva de comportamentos pode ser a chave para combater com êxito esta pandemia. A questão que se coloca é a de saber como se pode conseguir uma mudança de comportamento efectiva em grandes segmentos da sociedade. Será possível conseguir uma mudança de comportamento eficaz e de grande alcance num ambiente complexo e multicultural como o da África Subsariana?

5. Metodologia de investigação

5.1 . Critérios de inclusão no estudo

Os indivíduos seronegativos identificaram-se como estando envolvidos em comportamentos de alto risco (ter relações sexuais sem preservativo, ter relações sexuais com múltiplos parceiros e ter relações sexuais enquanto intoxicados) e voltaram a um centro de ATV para fazer um novo teste de VIH pelo menos três meses após o teste inicial.

5. 2Concepção da investigação

O projeto de investigação utilizado para testar esta hipótese é um projeto de investigação pré-teste-pós-teste de um grupo. Esta conceção de investigação coloca muitos problemas à validade interna, permitindo a possível existência de hipóteses rivais devido aos efeitos da maturação e da história.

Infelizmente, devido à natureza da investigação (testar os procedimentos naturais de funcionamento do centro de ATV com um mínimo de intervenção externa), este é o único modelo de investigação experimental disponível.

Os problemas de uma conceção de investigação pré-teste - pós-teste poderiam ser reduzidos através da existência de um grupo de controlo, um grupo que não está sujeito à variável independente. Infelizmente, devido a muitos factores, isto não é possível. Em primeiro lugar, isto exigiria que os dados fossem recolhidos junto de indivíduos que não frequentam os serviços de ATV, o que poderia aumentar a probabilidade de efeitos dos participantes, como a auto-apresentação positiva, uma vez que o grupo de controlo seria constituído por voluntários ou indivíduos que optaram por fazer parte do estudo, em vez de uma amostra aleatória. Em segundo lugar, o questionário tem de ser administrado por terceiros (como será o caso do grupo tratado). Além disso, todos os participantes têm de compreender as perguntas colocadas e, devido ao baixo nível de conhecimento da língua inglesa e ao elevado nível de analfabetismo na região, isto pode ser difícil de conseguir. Em terceiro lugar, sem algum tipo de recompensa financeira, é duvidoso que a taxa de retorno do grupo de controlo seja muito elevada.

5. 3Amostra

O único modelo de investigação aplicável é o de um grupo de pré-teste e pós-teste. Esta investigação analisa o segmento da população que recorre aos serviços de ATV e o impacto desses serviços, caso existam, na mudança de comportamento. Devido à natureza do estudo, os utentes não foram informados do mesmo, uma vez que não foram sujeitos a nada para além dos procedimentos normais de funcionamento do ATV. Todos os utentes regressaram voluntariamente ao centro para receberem estes serviços.

5.4 Recolha de dados

Foram recolhidos dados sobre todos os clientes que regressaram num período de seis meses.

As informações recolhidas sobre todos os indivíduos incluíam o seguinte:

- Se a visita é a primeira ou uma visita de regresso
- Sexo do indivíduo
- Língua falada
- Estado civil
- Número de filhos
- Nível de escolaridade
- Situação profissional
- Ocupação
- Razão mais importante para frequentar os serviços de ATV
- Se a pessoa foi encaminhada para os serviços de ATV (durante 1 visita ast) e por quem
- Se a pessoa já teve relações sexuais com penetração e com que idade foi a

primeira vez

- O indivíduo foi vítima de abuso sexual
- Estão grávidas?
- Se tiveram DSTs nos últimos doze meses
- O indivíduo é um trabalhador sexual comercial
- O que esperam que seja o resultado do VIH
- O resultado do teste no momento da visita

5. 5Análise

Foram recolhidos dados sobre indivíduos seronegativos que regressaram ao centro de ATV para aconselhamento e repetição do teste. Toda a recolha de dados foi efectuada por conselheiros formados. Isto deve ter permitido controlar os erros de expetativa do experimentador, uma vez que o experimentador/investigador não interage diretamente com os participantes. Isto também deve ter aumentado a fiabilidade dos dados recolhidos, uma vez que os indivíduos que procuram os serviços de ATV são frequentemente incapazes de comunicar numa língua diferente da sua língua materna.

Todos os dados recolhidos foram utilizados para identificar quaisquer factores pré-existentes que pudessem afetar o resultado do estudo e para controlar a história. A informação recolhida serviu para monitorizar se havia alguma interação de variáveis estranhas. Os dados de cada indivíduo foram cruzados para verificar se havia alguma correlação entre as variáveis. Os indivíduos com respostas correlacionadas às questões pessoais e históricas foram então comparados de acordo com as seguintes linhas:

- Última vez que o indivíduo teve relações sexuais
- Usaram preservativo da última vez que tiveram relações sexuais
- Número de parceiros nos últimos três meses

- O indivíduo teve relações sexuais enquanto estava embriagado nos últimos três meses
- O resultado esperado do novo teste de VIH é

Os dados acima referidos foram recolhidos na visita inicial e na visita de regresso e depois comparados para verificar se houve alguma mudança de comportamento. Se, durante a visita inicial, tiver sido identificado um risco para o indivíduo devido ao seu comportamento, o conselheiro trabalhou com o indivíduo para desenvolver um plano de redução de riscos. Ao analisar a informação recolhida durante a visita de regresso, deduzi se o indivíduo tinha, de facto, posto em prática alguma das estratégias de redução de riscos discutidas durante a visita inicial.

As respostas às questões anteriores foram classificadas por ordem cronológica. Ex. Última vez que o indivíduo teve relações sexuais: 1- 3 meses, 2- 2 meses, 3- 1 mês, 42 semanas, etc. A média de todos os participantes foi deduzida para cada uma das linhas de comparação acima. Por exemplo, a média foi deduzida para a última vez que todos os indivíduos tiveram relações sexuais antes da sessão inicial de VCT e aquando da visita de regresso. Pude então deduzir se houve alguma mudança visível de comportamento da visita inicial de VCT para a visita de regresso. O nível de desvio padrão pode então ser determinado a partir dos dados recolhidos. Isto determinou as diferenças entre as respostas de cada indivíduo a cada pergunta e se as diferenças sentidas eram diferenças reais ou diferenças devidas ao acaso.

6. Resultados

Os resultados deste estudo foram obtidos através de vários métodos de análise dos dados. Os dados recolhidos consistiram em 221 visitas de retorno a um centro de ATV em Swakopmund, Namíbia.

Um primeiro olhar sobre os dados reflectiu a seguinte informação de base sobre os participantes:

- 52% dos participantes/clientes eram do sexo feminino e os restantes 48% do sexo masculino
- 87% dos clientes de retorno identificaram-se como residentes urbanos.
- 69% tinham até ao ensino secundário
- 78% nunca tinham sido casados
- 67% estavam empregados
- 50% tinham entre 20 e 29 anos
- 29% não tinham filhos
- 54% tinham sido previamente testados num estabelecimento público, numa clínica privada ou noutro local de VCT.
- 84% foram auto-referenciados para os serviços de ATV
- 37% eram falantes de Oshiwambo (Oshiwambo constitui o maior grupo cultural da Namíbia)
- 30% trabalhavam no sector empresarial/serviços
- 68% tiveram relações sexuais pela primeira vez entre os 12 e os 19 anos
- 25% referiram o comportamento do cliente como a razão mais importante para a realização do teste

(Ver gráficos no Anexo A)

Com base nesta informação de base, os dados recolhidos na primeira e na segunda visita foram comparados.

Todos os dados recolhidos ao longo das linhas de comparação desta investigação foram analisados de modo a obter uma impressão global. Os dados foram analisados segundo as seguintes linhas de comparação: A última vez que o indivíduo teve relações sexuais, se usou preservativo na última vez que teve relações sexuais, o número de parceiros sexuais nos últimos três meses, se o indivíduo teve relações sexuais enquanto estava embriagado nos últimos três meses e o resultado esperado do teste de VIH.

		1st Visita	**2nd Visita**
Última vez que teve relações sexuais	Nos últimos 3 meses	**66%**	**65%**
Usou preservativo da última vez que teve relações sexuais	Não Sim	**54%** **45%**	**36%** **63%**
Número de parceiros nos últimos 3 meses	Um	**71%**	**76%**
Sexo enquanto intoxicado nos últimos 3 meses	Não	**66%**	**70%**
Resultados esperados do teste	Não sei Negativo	**84%** **15%**	**61%** **39%**

(Ver Anexo B para gráficos)

Inicialmente, estes dados parecem apontar para o possível efeito positivo do ATV na mudança de comportamento. Como se viu acima, parece haver uma diminuição geral dos comportamentos de risco. O aumento dos resultados negativos esperados na segunda visita também pode refletir um maior conhecimento do papel do comportamento do indivíduo. (ver Anexo B para gráficos pormenorizados) É claro que isto é apenas um olhar superficial sobre os dados e que deve ser feita uma análise mais aprofundada antes de se tentar inferir quaisquer conclusões.

Para verificar se existe uma correlação entre as várias variáveis e um aumento da mudança de comportamento, examinei os indivíduos que pareciam apresentar a maior mudança de comportamento (ao longo de mais de três linhas de comparação):

- 53% deste grupo era constituído por mulheres
- 75% nunca tinham sido casados
- 75% tinham o ensino secundário
- 39% eram falantes de Oshiwambo
- 73% tinham filhos
- 48% tinham entre 20 e 29 anos
- 62% estavam empregados
- 28% referiram o comportamento dos clientes como a razão mais importante para serem testados
- 56% já tinham sido testados anteriormente
- 84% foram auto-referidos

(ver anexo C para gráficos pormenorizados)

A partir destes dados, podemos ver semelhanças entre a população geral deste estudo e as pessoas que mostram a maior mudança de comportamento.

Entre os indivíduos que registaram o menor aumento da mudança de comportamento (em duas ou menos linhas de comparação), foi determinado o seguinte

63% eram homens
- 57% eram casados
- 44% tinham o ensino secundário
- 53% eram falantes de Oshiwambo
- 100% tinham filhos
- 30% tinham entre 30 e 39 anos

- 73% estavam empregados
- 38% referiram o emprego como a razão mais importante para a realização do teste
- 60% tinham sido previamente testados
- 60% foram auto-referidos

(ver anexo C para gráficos pormenorizados)

A partir dos dados acima, podemos observar variações distintas em relação aos dados anteriores. Este segmento de indivíduos apresenta uma maior percentagem de homens, uma maior percentagem de indivíduos casados, uma mudança na razão mais importante para a realização do teste, de comportamento do cliente para emprego, bem como um aumento do grupo etário de 20-29 (como nos dois grupos de dados anteriores) para 30-39.

Dos que apresentam um aumento dos comportamentos de risco:

- 57% eram homens
- 83% nunca foram casados
- 66% tinham o ensino secundário
- 44% eram falantes de Oshiwambo
- 74% tinham filhos
- 66% tinham entre 20 e 29 anos
- 56% estavam empregados
- 26% referiram o comportamento dos clientes como a razão mais importante para a realização de testes
- 65% tinham sido previamente testados

88% foram auto-referidos

(ver Anexo C para gráficos pormenorizados)

Estes dados mostram, mais uma vez, uma variação interessante em relação aos conjuntos de dados anteriores. Aqui vemos que o principal desvio em relação aos dados gerais recolhidos é o género. Este grupo apresenta uma maior percentagem de homens.

Estes dados ajudaram a identificar variáveis que podem influenciar a mudança de comportamento dos indivíduos. Variáveis como o género, o estado civil, a idade e a razão para a realização do teste podem desempenhar um papel vital para conseguir uma mudança de comportamento através do aconselhamento e teste voluntários.

A fim de analisar melhor os dados recolhidos, a média de todas as linhas de comparação foi deduzida tanto para a visita 1 como para a visita 2. (ver Anexo D para quadros pormenorizados)

A partir desta análise, concluiu-se o seguinte:

Os serviços de ATV proporcionaram poucas ou nenhumas alterações na frequência das relações sexuais entre os utentes, mas afectaram positivamente a utilização de preservativos entre os participantes, bem como a redução do número de parceiros sexuais e a redução da frequência de relações sexuais com intoxicação. Também aumentou a expetativa de resultados negativos entre os participantes/clientes.

Linha de comparação	Visita 1 média	Visita 2 média
Última vez que teve relações sexuais	2.91	2.90
Usou preservativo da última vez que teve relações sexuais	1.48	1.63
Número de parceiros nos últimos três meses	2.03	1.82
Sexo em estado de embriaguez em	2.19	2.22
últimos três meses		

Resultado esperado do teste de VIH	2.68	2.20

Chave

Última vez que teve relações sexuais	Usou preservativo da última vez	# Número de parceiros sexuais nos últimos 3 meses
1=mesmo mês	1=não	1=zero
2=1 mês	2=sim	2=um
3=2 meses		3=dois
4=3 meses		4=três
5=mais de 3 meses		5=n/a
6=inconclusivo		

Sexo enquanto intoxicado nos últimos 3 meses	Resultado esperado do teste
1=sim	1=negativo
2=não	2=positivo
3=n/a	3=não sabe

Uma análise rápida das médias de todos os dados recolhidos sugere uma mudança de comportamento entre a visita 1 e a visita 2 ao longo das linhas de comparação. (ver Anexo D) Embora a frequência da atividade sexual permaneça praticamente a mesma, todas as outras linhas de comparação parecem refletir uma mudança de comportamento. A utilização de preservativos aumentou, o número de parceiros sexuais diminuiu, a prática de sexo em estado de embriaguez diminuiu e os resultados esperados dos testes mostram um aumento dos resultados negativos esperados.

Para verificar se esta diferença média se deve, de facto, à prestação de serviços de ATV e não ao acaso, determinou-se o desvio padrão das pontuações utilizando a seguinte fórmula

$$S=\sqrt{\frac{\sum 2-\frac{(\sum X)2}{N}}{N-1}}$$

S = desvio padrão

X = pontuações individuais

N = número de pontuações no grupo

Linha de comparação	**Visita 1 Desvio-padrão**	**Visita 2 Desvio-padrão**
Última vez que teve relações sexuais	1.75	1.81
Usou preservativo da última vez que teve relações sexuais	0.54	0.49
Número de parceiros nos últimos três meses	0.66	0.46
Sexo enquanto intoxicado nos últimos três meses	0.54	0.51
Resultado esperado do teste de VIH	0.73	0.98

O desvio padrão tanto para a Visita 1 como para a Visita 2 reflecte que os dados variam ligeiramente em relação à sua média. Isto indica que a média determinada reflecte de perto os dados recolhidos.

Os dados acima referidos podem mostrar uma possível influência do ATV na mudança de comportamento de todos os utentes que regressam para serem novamente testados. Mas, como já foi demonstrado, outras variáveis também podem influenciar a mudança de comportamento. Para controlar as variáveis externas, os dados recolhidos foram ordenados e analisados de acordo com as linhas variáveis determinadas pela informação de base dos participantes. A média e o desvio padrão da média foram então determinados para excluir uma possível interação de variáveis estranhas. O resultado desta análise é o seguinte:

O centro de ATV emprega três conselheiros. A fim de excluir uma possível interação entre os conselheiros, os dados foram ordenados por conselheiros, utilizando o conselheiro 1 (o conselheiro com a maior percentagem de clientes).

Quadro 1 Conselheiro 1 controlo

Linha de comparação	**Visita 1 média**	**Visita 2 média**
Última vez que teve relações sexuais	2.80	2.86
Usou preservativo da última vez que teve relações sexuais	1.40	1.60
Número de parceiros nos últimos três meses	2.1	1.89
Sexo enquanto intoxicado nos últimos três meses	2.23	2.28
Resultado esperado do teste de VIH	2.72	2.06

Linha de comparação	**Visita 1 Desvio-padrão**	**Visita 2 Desvio-padrão**
Última vez que teve relações sexuais	1.79	1.78
Usou preservativo da última vez que teve relações sexuais	0.54	0.51
Número de parceiros nos últimos três meses	0.73	0.43

Sexo enquanto intoxicado nos últimos três meses	0.64	0.60
Resultado esperado do teste de VIH	0.69	1.0

A mesma análise foi efectuada controlando as seguintes variáveis:

1. conselheiro 1 e feminino (ver anexo D, quadro 2)
2. conselheiro 1, do sexo feminino e na casa dos 20 anos (ver anexo D, quadro 3)
3. conselheiro 1, do sexo feminino, na casa dos 20 anos e de língua Oshiwambo (ver anexo D, quadro 4)
4. conselheiro 1, sexo feminino, na casa dos 20 anos e residência urbana (ver anexo D, quadro 5)
5. conselheiro 1, sexo feminino, 20 anos, residência urbana e nunca casado (ver anexo D, quadro 6)
6) Conselheiro 1, sexo feminino, na casa dos 20 anos, residência urbana, nunca casado e com o ensino secundário (ver anexo D, quadro 7)
7. homens na casa dos 20 anos (ver quadro 8 do anexo D)
8. homens na casa dos 20 anos e falantes de Oshiwambo (ver anexo D, quadro 9)
9. homens, 20 anos, residência urbana, nunca casados, ensino secundário e empregados (ver anexo D, quadro 10)
10. homens na casa dos 40 anos (ver quadro 11 do anexo D)
11. mulheres na casa dos 40 anos (ver anexo D, quadro 12)

Todos produziram mudanças de comportamento de acordo com as linhas de comparação, com exceção da frequência das relações sexuais. A frequência das relações sexuais foi reduzida apenas em quatro grupos: Homens na casa dos 20 anos e falantes de Oshiwambo; Homens na casa dos 20 anos, a viver num ambiente urbano, nunca casados, com educação secundária e empregados; Homens na casa dos 40 anos e Mulheres na casa dos 40 anos.

Como se pode ver acima, a frequência das relações sexuais não parece ter diminuído para todos os grupos através da prestação de aconselhamento e testes.

Todos apresentaram um nível de desvio-padrão inferior a 2,0 (ver Anexo D para uma discriminação pormenorizada)

7. Conclusões e recomendações

Tendo em conta os dados recolhidos e as conclusões retiradas destes dados, pode concluir-se que o aconselhamento e o teste voluntários podem afetar positivamente a mudança de comportamento dos indivíduos seronegativos e, por conseguinte, reduzir o risco nas populações vulneráveis. Parece haver uma diminuição dos comportamentos de risco na maioria dos indivíduos que frequentam os serviços de aconselhamento e testagem voluntários.

Estudos anteriores sobre a eficácia do ATV na prevenção do VIH concluíram que o ATV reduziu os casos de comportamentos de risco entre os participantes na investigação. (UCSF, www.caps.ucsf.edu/projects) O estudo acima mencionado integrou os seus próprios termos para as sessões de aconselhamento dadas aos participantes, ou seja, os indivíduos podem não receber o mesmo nível de aconselhamento num ambiente de ATV não experimental. Todos os conselheiros envolvidos neste estudo foram formados ao abrigo de um programa de formação de aconselhamento normalizado para a África Subsariana, criado pela Family Health International (FHI). Pode então concluir-se que outros centros de ATV formados ao abrigo do mesmo currículo e a funcionar na África Subsariana deverão produzir mudanças de comportamento semelhantes nas suas populações.

Como os dados mostraram, certos segmentos da população podem ser mais propensos à mudança de comportamento do que outros, mas é possível concluir uma expetativa global de mudança de comportamento.

É necessário realizar mais investigação neste domínio, a fim de determinar os efeitos a longo prazo do ATV na mudança de comportamento. Recomenda-se também que se solicite aos utentes que regressem aos serviços de ATV com maior frequência. Isto ajudaria a determinar se a mudança de comportamento é sustentada, bem como a reforçar possivelmente a mudança de comportamento neste segmento da população.

Referências

Christensen, Larry B. (2004). Experimental Methodology. Pearson Allyn and Bacon.

Rede de Clínicos de HCH. (junho de 2000). World Wide Web (http://www.nhchc.org/Network/HealingHands/2000/hj.06_00.pdf): EUA.

Instituto Nacional de Saúde. (2001). World Wide Web (http://www.nih.gov/od/oar.about/research/behavioral/oarbehv.htm): EUA.

Instituto Nacional do Cancro. (sem data). World Wide Web (http://oc.nci.nih.gov/services/Theory at glance/PART 2.html#anchor2645 28): EUA.

Universidade da Califórnia em São Francisco. (2000). O Estudo de Eficácia do Aconselhamento e Teste Voluntário do VIH-1: A Randomized Controlled Trial in Three Developing Countries (Um ensaio aleatório controlado em três países em desenvolvimento). World Wide Web (http://www.caps.ucsf.edu/projects): EUA.

Anexo A

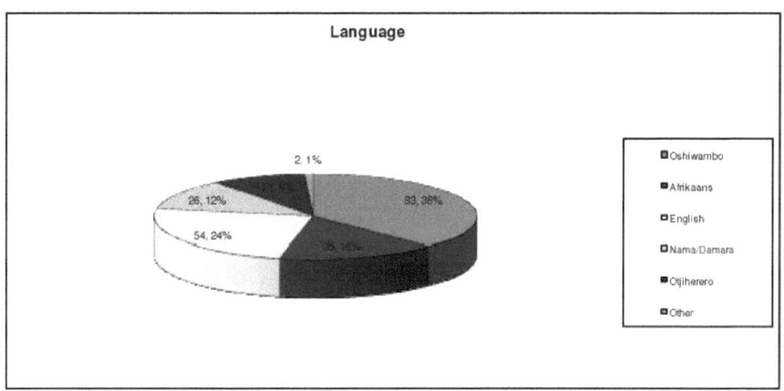
Language
2, 1%
26, 12%
83, 38%
54, 24%
Oshiwambo
Afrikaans
English
Nama/Damara
Otjiherero
Other

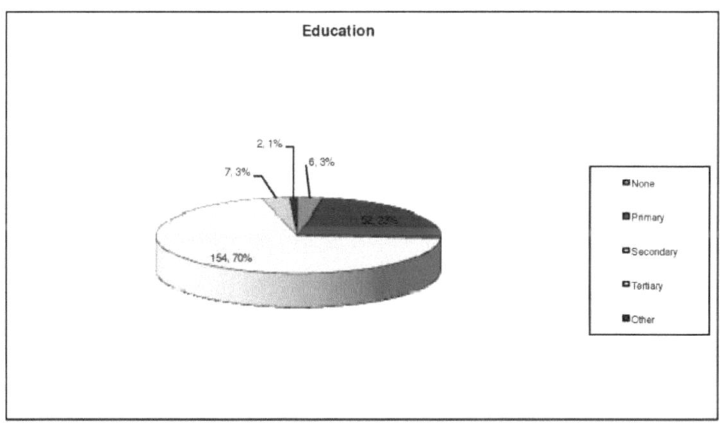
Education
2, 1%
6, 3%
7, 3%
52, 23%
154, 70%
None
Primary
Secondary
Tertiary
Other

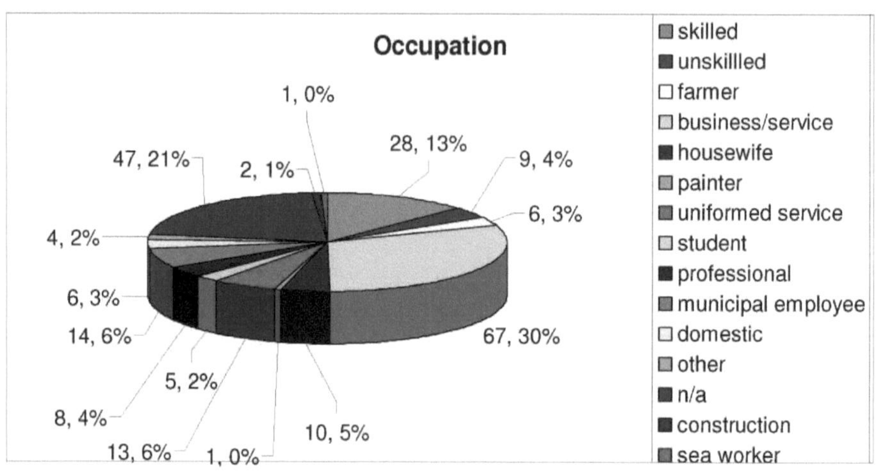
Occupation
1, 0%
28, 13%
47, 21%
2, 1%
9, 4%
6, 3%
4, 2%
6, 3%
14, 6%
67, 30%
5, 2%
8, 4%
10, 5%
13, 6%
1, 0%
skilled
unskillled
farmer
business/service
housewife
painter
uniformed service
student
professional
municipal employee
domestic
other
n/a
construction
sea worker

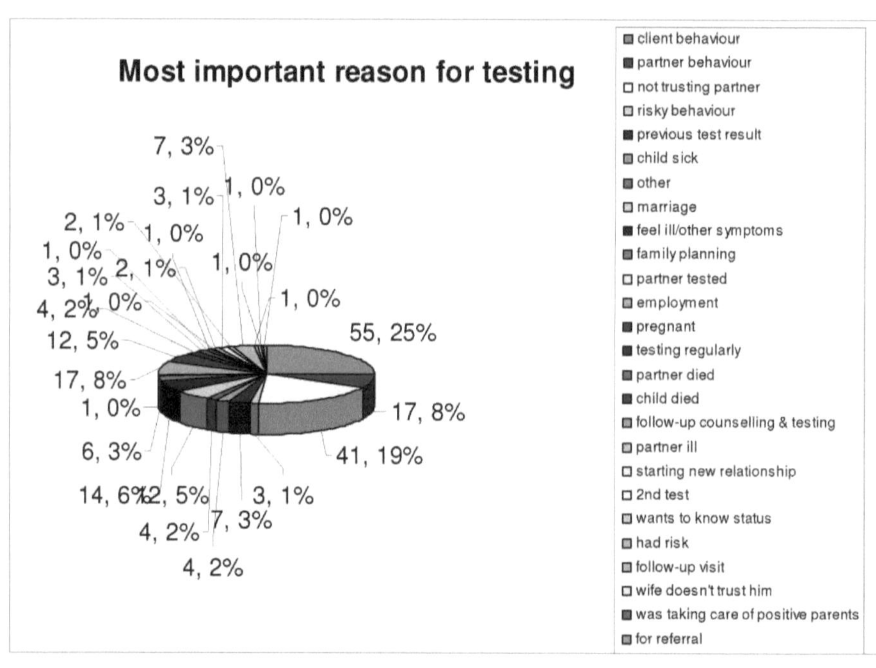
Most important reason for testing
7, 3%
3, 1%
1, 0%
1, 0%
2, 1%
1, 0%
1, 0%
1, 0%
3, 1%
2, 1%
1, 0%
4, 2%
1, 0%
55, 25%
12, 5%
17, 8%
1, 0%
17, 8%
6, 3%
41, 19%
14, 6%
12, 5%
3, 1%
7, 3%
4, 2%
4, 2%
client behaviour
partner behaviour
not trusting partner
risky behaviour
previous test result
child sick
other
marriage
feel ill/other symptoms
family planning
partner tested
employment
pregnant
testing regularly
partner died
child died
follow-up counselling & testing
partner ill
starting new relationship
2nd test
wants to know status
had risk
follow-up visit
wife doesn't trust him
was taking care of positive parents
for referral

Anexo B

Gráficos da visita 1

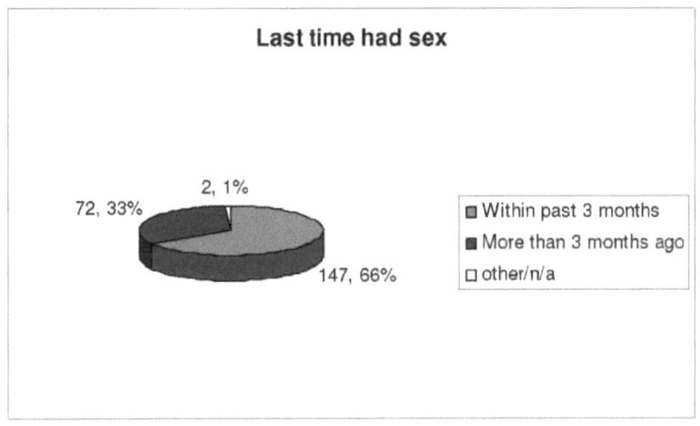

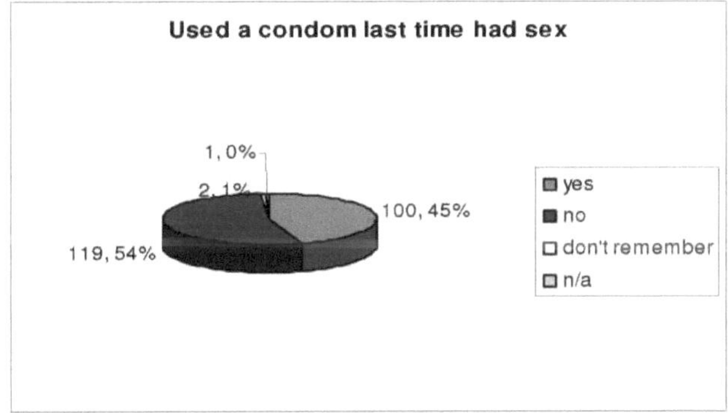

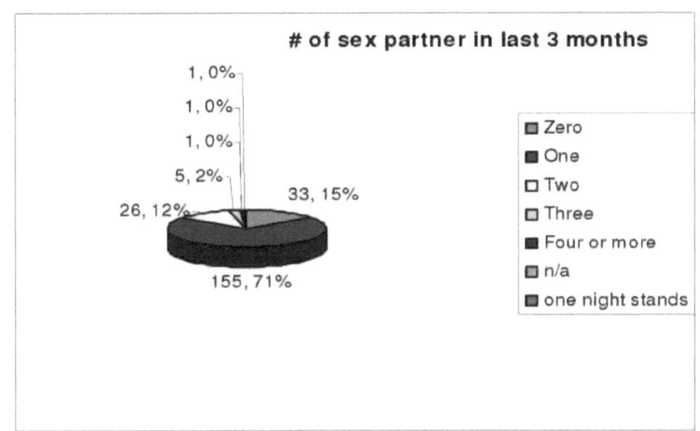

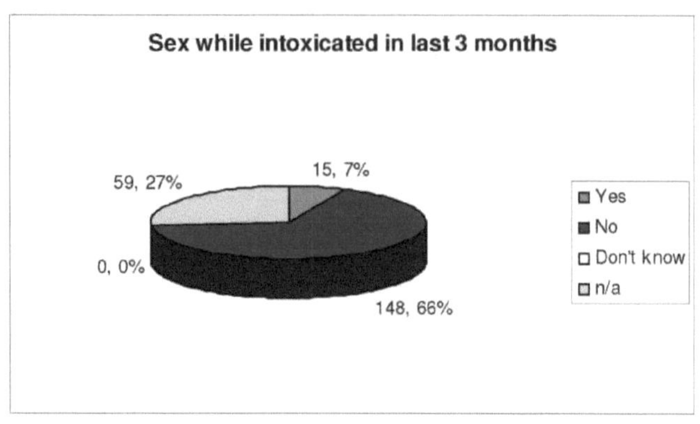
Sex while intoxicated in last 3 months
15, 7%
59, 27%
0, 0%
148, 66%
Yes
No
Don't know
n/a

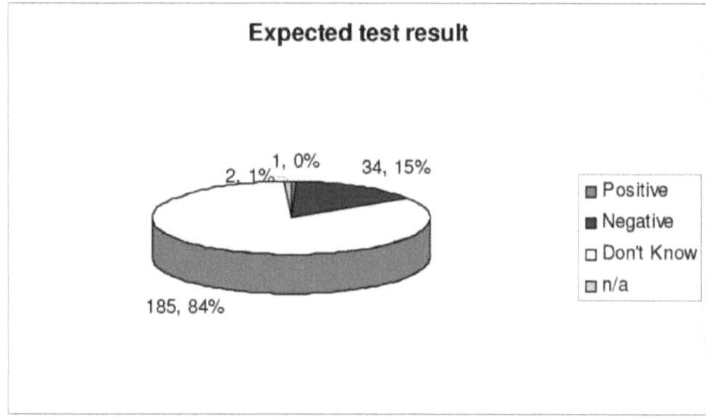
Expected test result
1, 0%
2, 1%
34, 15%
185, 84%
Positive
Negative
Don't Know
n/a

Visita 2 Gráficos

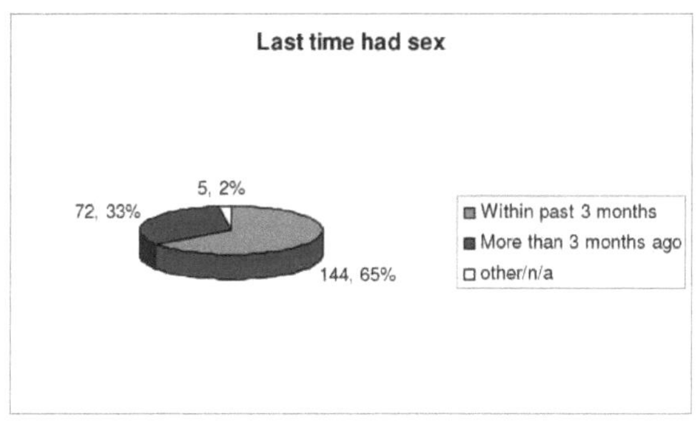

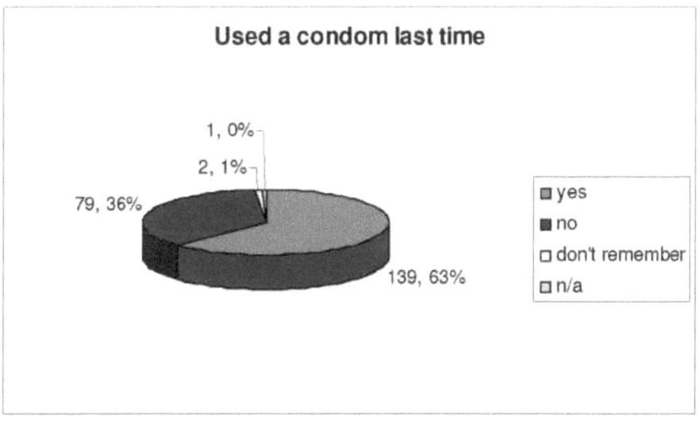

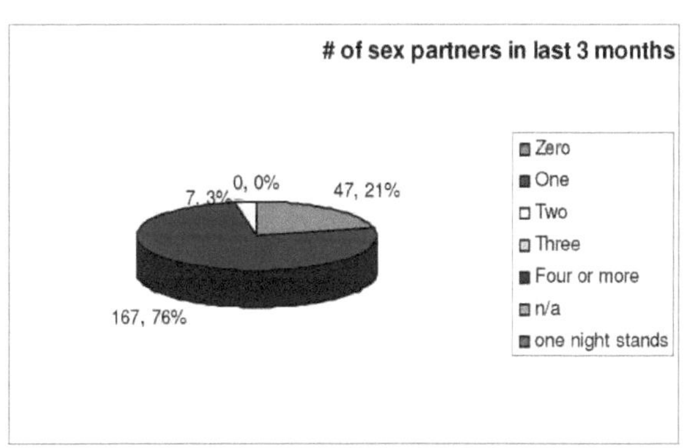

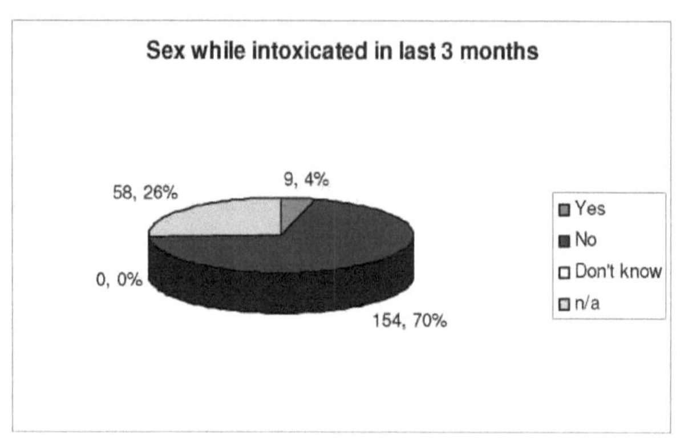
Sex while intoxicated in last 3 months
58, 26%
9, 4%
0, 0%
154, 70%
Yes
No
Don't know
n/a

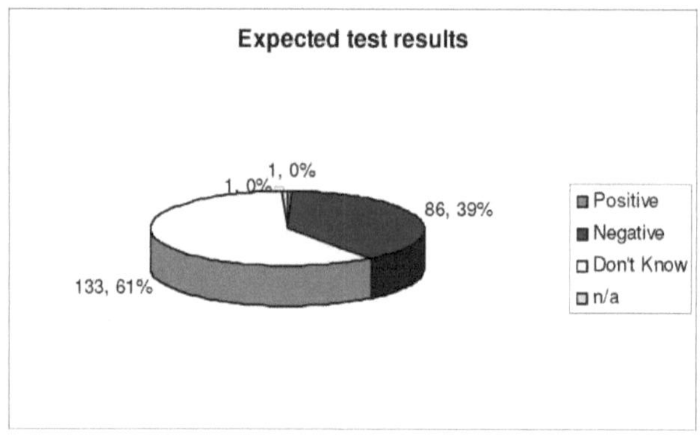
Expected test results
1, 0%
1, 0%
86, 39%
133, 61%
Positive
Negative
Don't Know
n/a

Anexo C

Mais melhorado

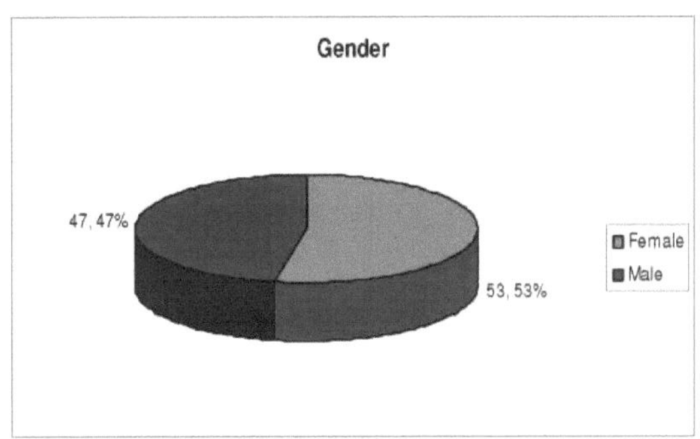

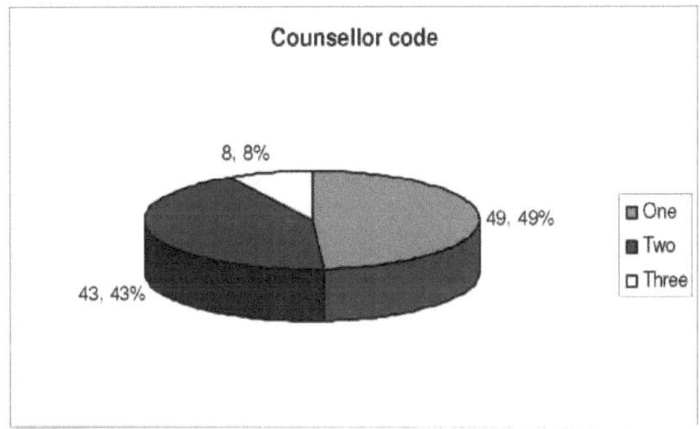

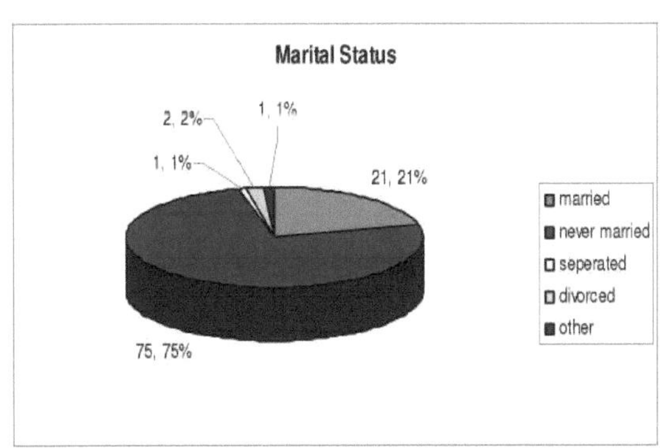

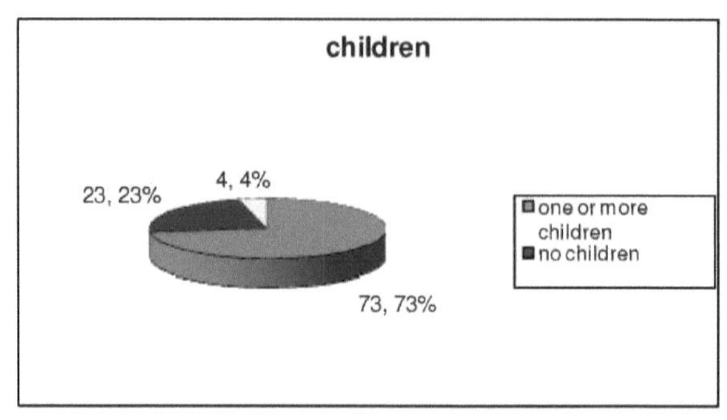
children
23, 23%
4, 4%
73, 73%
one or more children
no children

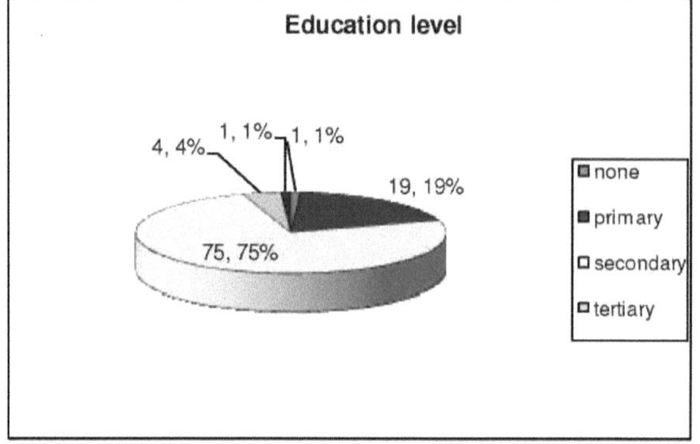
Education level
4, 4%
1, 1%
1, 1%
19, 19%
75, 75%
none
primary
secondary
tertiary

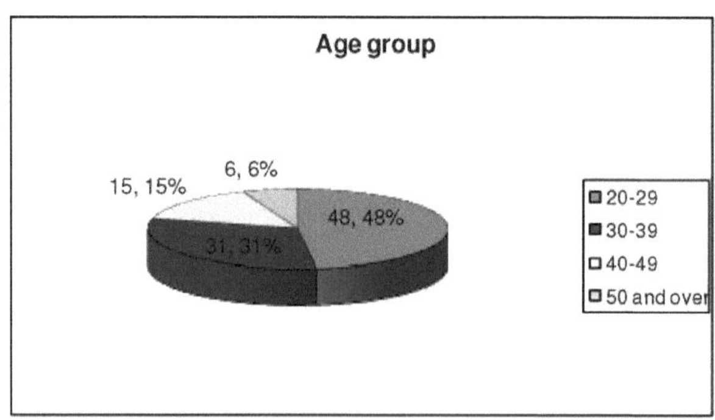
Age group
15, 15%
6, 6%
48, 48%
31, 31%
20-29
30-39
40-49
50 and over

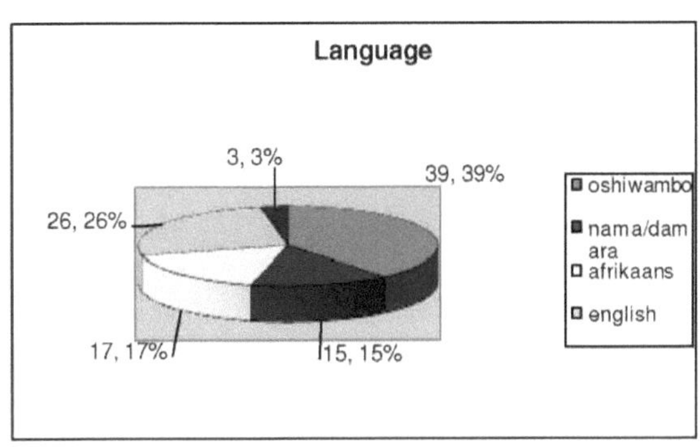
Language
3, 3%
39, 39%
26, 26%
17, 17%
15, 15%
oshiwambo
nama/dam ara
afrikaans
english

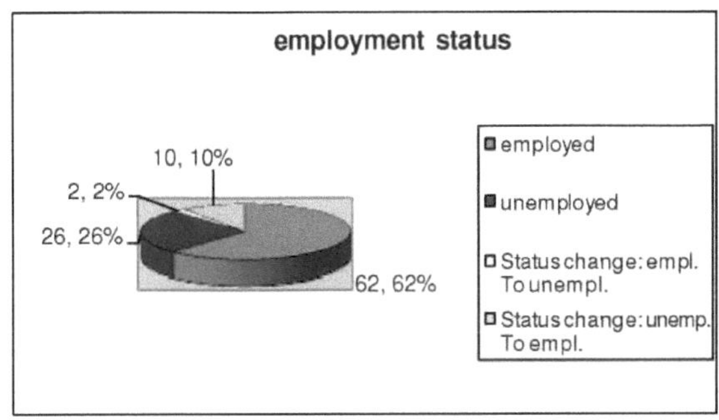
employment status
10, 10%
2, 2%
26, 26%
62, 62%
employed
unemployed
Status change: empl. To unempl.
Status change: unemp. To empl.

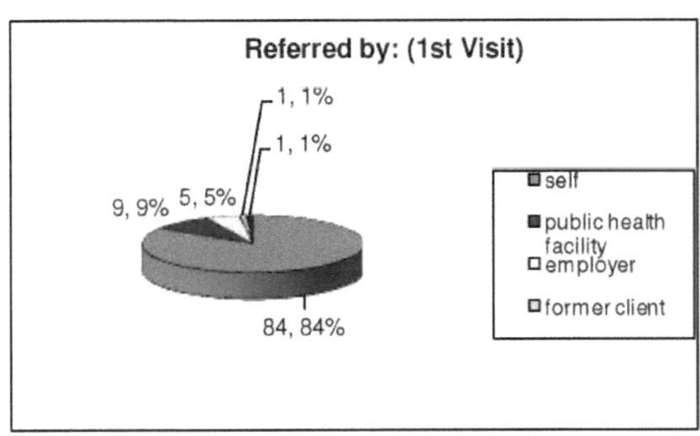
Referred by: (1st Visit)
1, 1%
1, 1%
9, 9%
5, 5%
84, 84%
self
public health facility
employer
former client

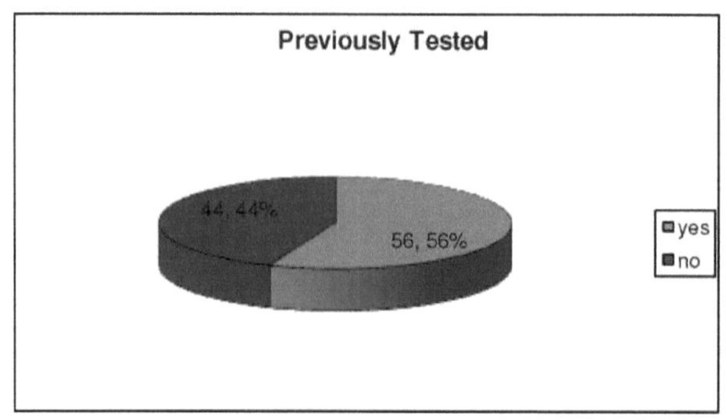
Previously Tested
44, 44%
56, 56%
yes
no

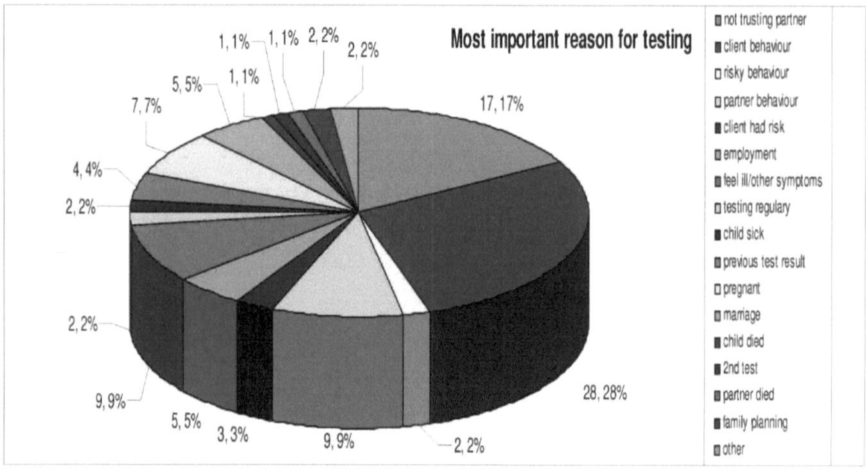
Most important reason for testing
17, 17%
28, 28%
2, 2%
9, 9%
3, 3%
5, 5%
9, 9%
2, 2%
2, 2%
4, 4%
7, 7%
5, 5%
1, 1%
1, 1%
1, 1%
2, 2%
2, 2%
not trusting partner
client behaviour
risky behaviour
partner behaviour
client had risk
employment
feel ill/other symptoms
testing regulary
child sick
previous test result
pregnant
marriage
child died
2nd test
partner died
family planning
other

Menos melhorado

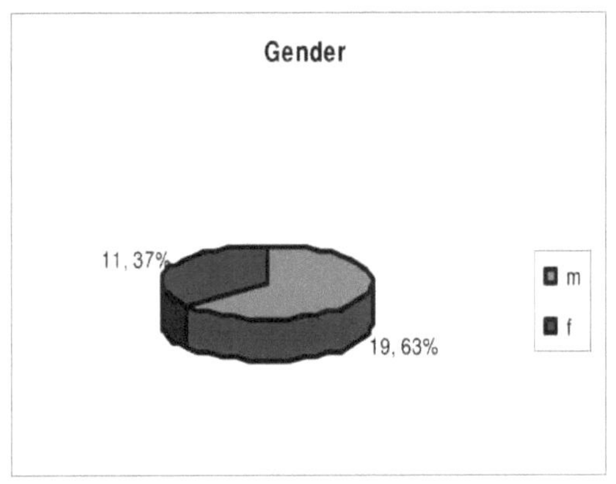

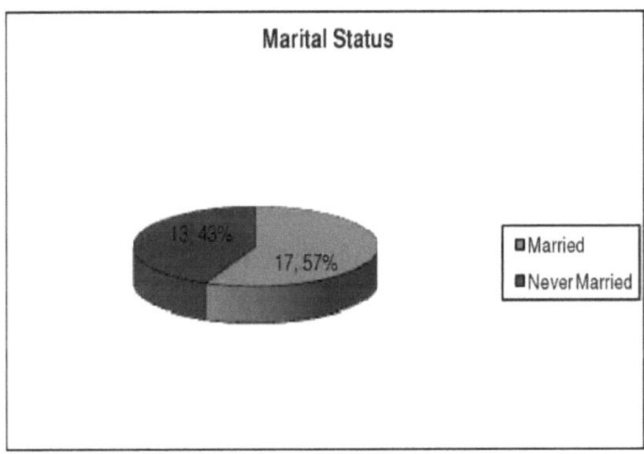

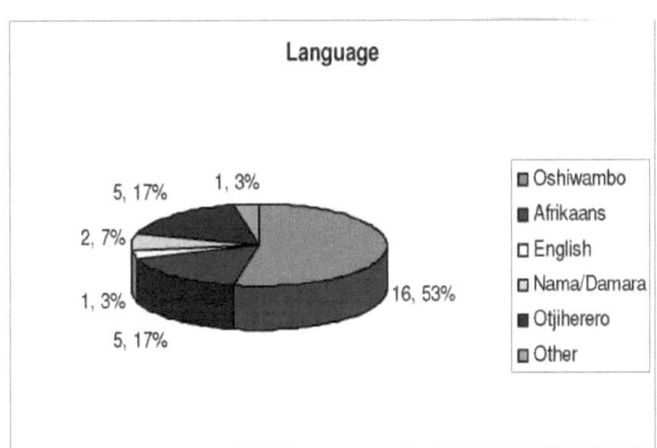

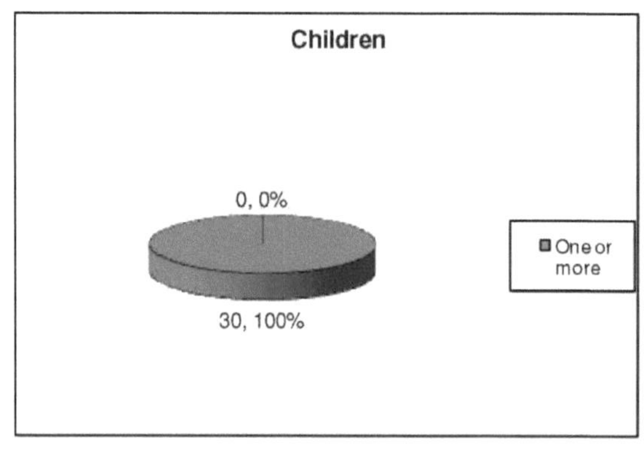
Children
0, 0%
30, 100%
One or more

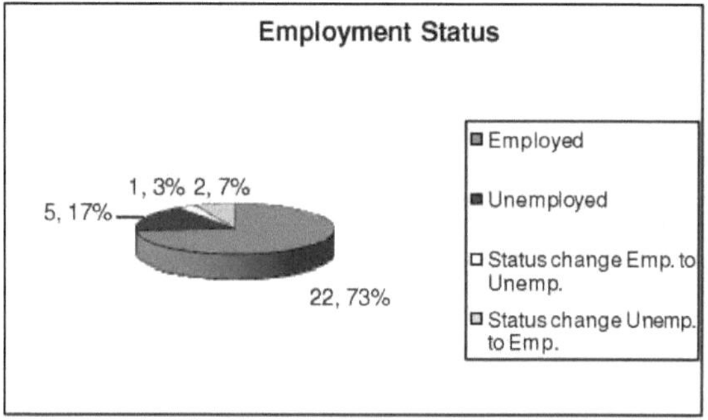
Employment Status
1, 3% 2, 7%
5, 17%
22, 73%
Employed
Unemployed
Status change Emp. to Unemp.
Status change Unemp. to Emp.

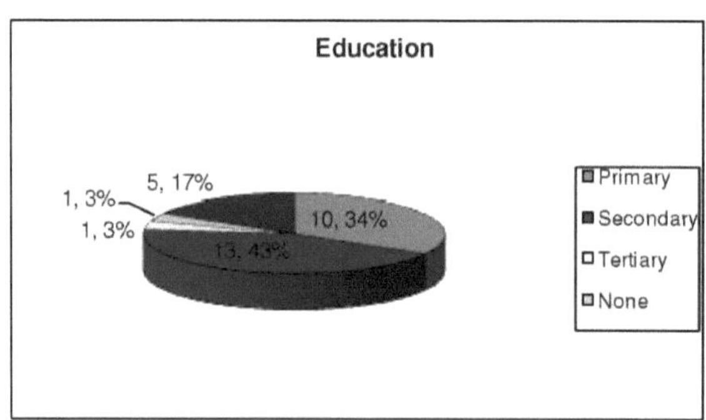
Education
5, 17%
1, 3%
1, 3%
10, 34%
13, 43%
Primary
Secondary
Tertiary
None

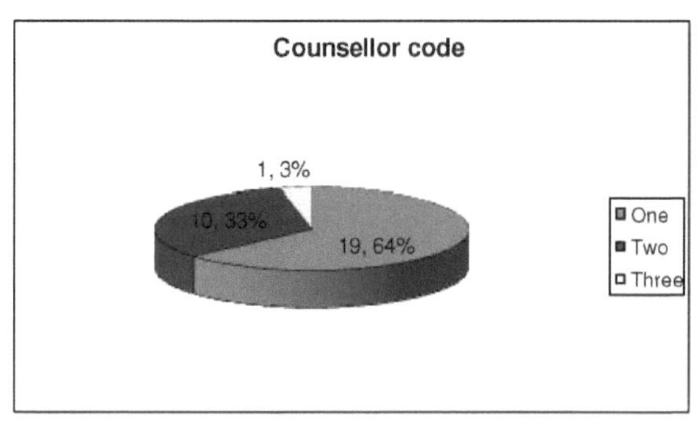
Counsellor code
1, 3%
10, 33%
19, 64%
One
Two
Three

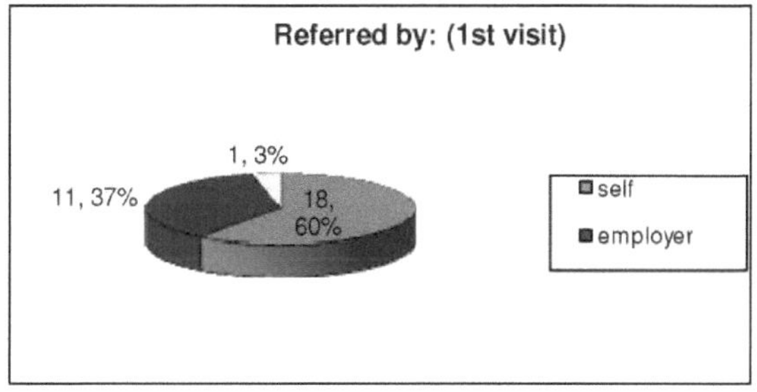
Referred by: (1st visit)
1, 3%
11, 37%
18,
60%
self
employer

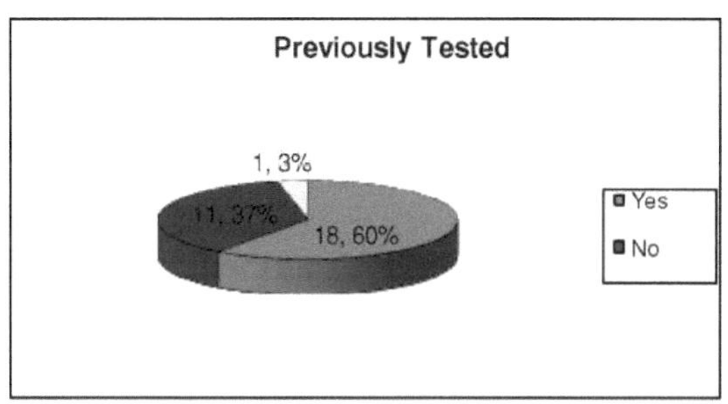
Previously Tested
1, 3%
11, 37%
18, 60%
Yes
No

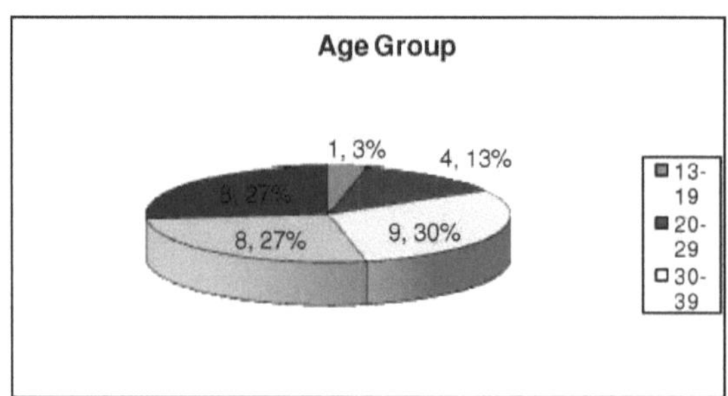
Age Group
1, 3%
4, 13%
8, 27%
8, 27%
9, 30%
13-
19
20-
29
30-
39

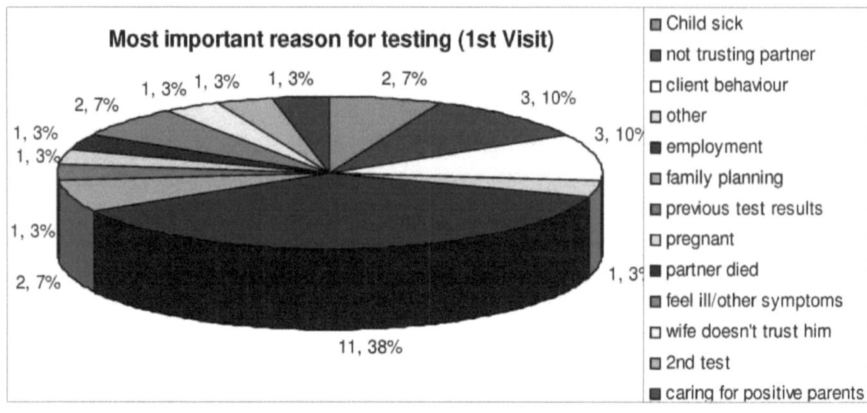
Most important reason for testing (1st Visit)
2, 7%
3, 10%
3, 10%
1, 3%
11, 38%
2, 7%
1, 3%
1, 3%
1, 3%
2, 7%
1, 3%
1, 3%
1, 3%
Child sick
not trusting partner
client behaviour
other
employment
family planning
previous test results
pregnant
partner died
feel ill/other symptoms
wife doesn't trust him
2nd test
caring for positive parents

Aumento do comportamento de risco

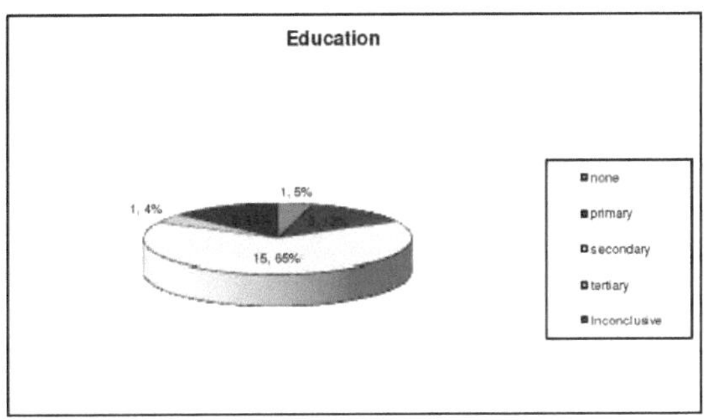

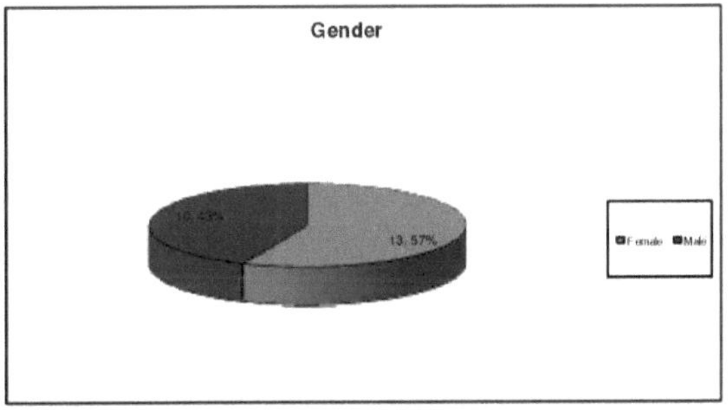

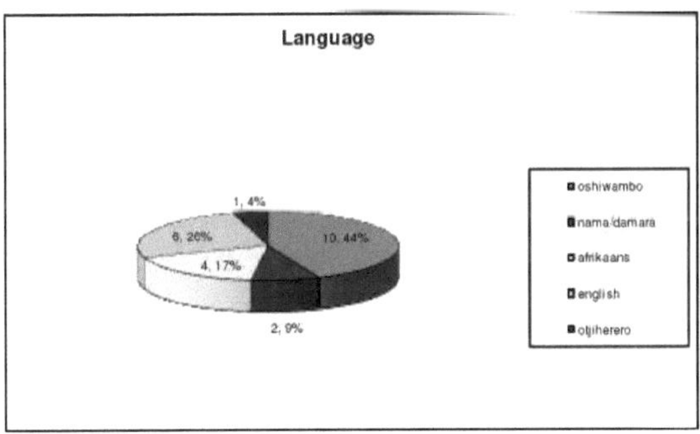

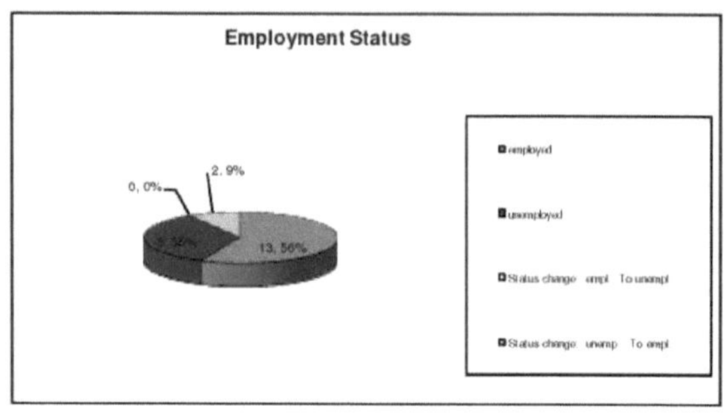
Employment Status
2, 9%
0, 0%
13, 56%
employed
unemployed
Status change empl To unempl
Status change unemp To empl

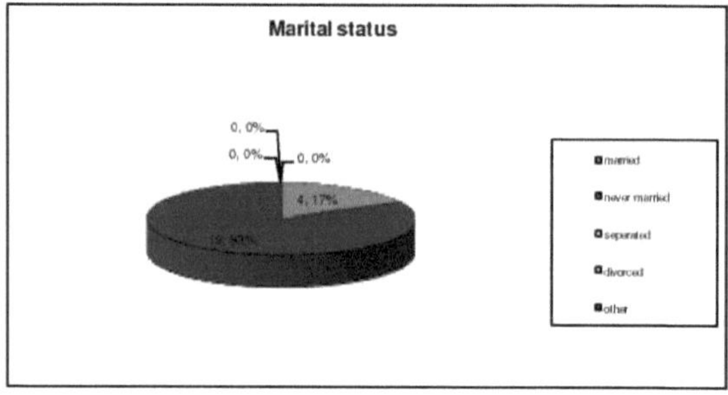
Marital status
0, 0%
0, 0%
0, 0%
4, 17%
married
never married
separated
divorced
other

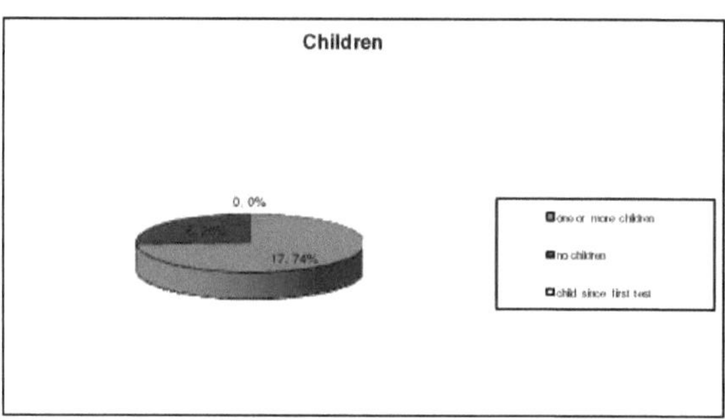
Children
0, 0%
17, 74%
one or more children
no children
child since first test

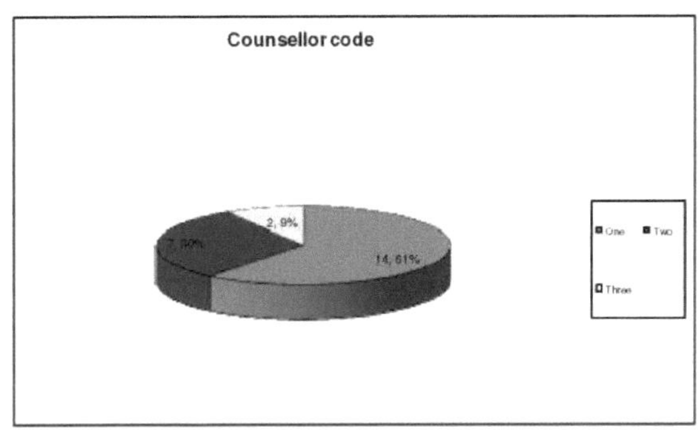
Counsellor code
2, 9%
14, 61%
One
Two
Three

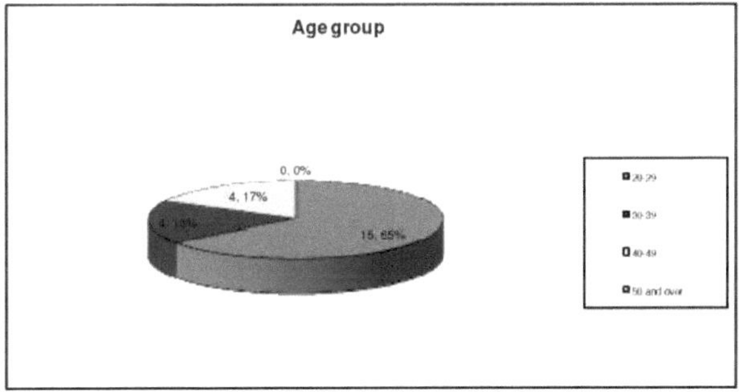
Age group
0, 0%
4, 17%
15, 65%
20-29
30-39
40-49
50 and over

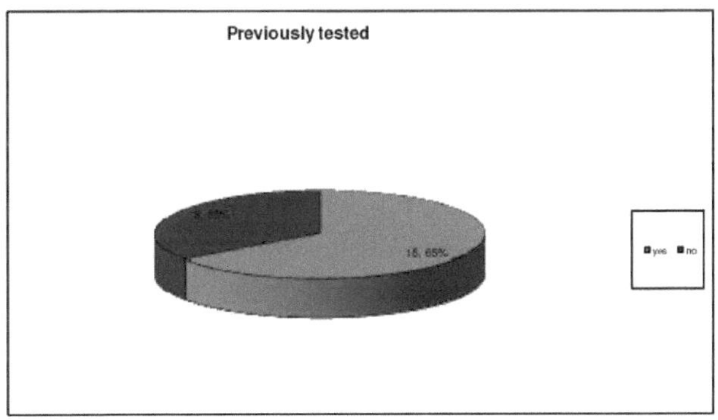
Previously tested
15, 65%
yes
no

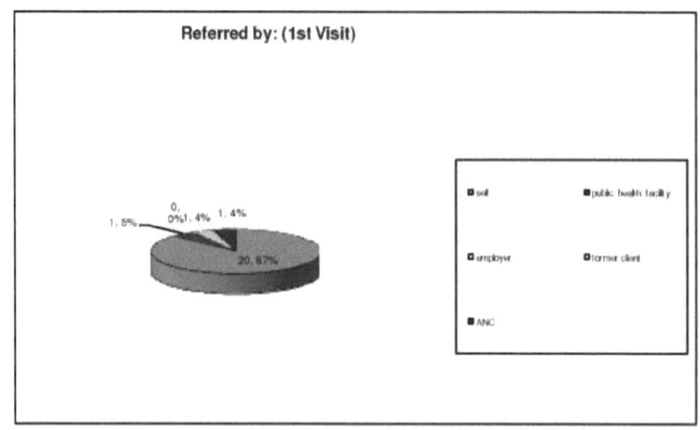
Referred by: (1st Visit)
1, 5%
0, 0%
1, 4%
1, 4%
20, 87%
public health facility
employer
former client
ANC

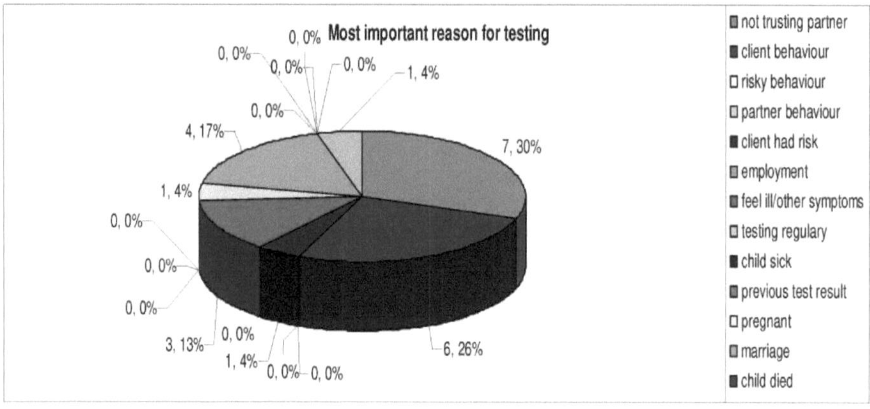
Most important reason for testing
0, 0%
0, 0%
0, 0%
0, 0%
1, 4%
0, 0%
4, 17%
7, 30%
1, 4%
0, 0%
0, 0%
0, 0%
3, 13%
0, 0%
1, 4%
0, 0%
0, 0%
6, 26%
not trusting partner
client behaviour
risky behaviour
partner behaviour
client had risk
employment
feel ill/other symptoms
testing regulary
child sick
previous test result
pregnant
marriage
child died

Anexo D

Quadro 1 Conselheiro 1 Controlo

	Última vez que teve relações sexuais		Usou preservativo da última vez?		# Número de parceiros sexuais nos últimos 3 meses		Sexo enquanto intoxicado nos últimos 3 meses		Resultado esperado do teste	
	Visita 1	Visitar 2	Visita 1	Visitar 2	Visita 1	Visitar 2	Visita 1	Visitar 2	Visita 1	Visitar 2
Média	**2.80**	2.86	1.40	1.6	2.1	1.89	2.23	2.28	2.72	2.06
Padrão Desvio	1.79	1.78	0.54	0.51	0.73	0.43	0.64	0.60	0.69	1.00
% de Err de Média	63.67%	62.30%	38.85%	31.94%	35.02%	22.82%	28.63%	26.50%	25.24%	48.39%
Padrão Desvio População	1.78	1.77	0.54	0.51	0.73	0.43	0.64	0.60	0.68	0.99
% de Err de Média	63.38%	62.02%	38.68%	31.79%	34.86%	22.72%	28.50%	26.39%	25.12%	48.17%

Quadro 2 Conselheiro 1 e Feminino

	Última vez que teve relações sexuais		Usou preservativo da última vez?		# Número de parceiros sexuais nos últimos 3 meses		Sexo enquanto intoxicado nos últimos 3 meses		Resultado esperado do teste	
	Visita 1	**Visitar 2**	**Visita 1**	**Visitar 2**	**Visita 1**	**Visitar 2**	**Visita 1**	**Visitar 2**	**Visita 1**	**Visitar 2**
Média	**2.5**	2.43	1.33	1.7	1.85	1.89	2.26	2.28	2.80	2.13
Padrão Desvio	1.73	1.62	0.48	0.46	0.36	0.32	0.62	0.56	0.59	0.99
% de Err de Média	69.39%	66.81%	35.69%	27.05%	19.36%	16.79%	27.44%	24.74%	21.28%	46.55%
Padrão Desvio População	1.72	1.61	0.47	0.46	0.36	0.31	0.61	0.56	0.59	0.98
% de Err de Média	68.75%	66.18%	35.36%	26.80%	19.18%	16.64%	27.19%	24.51%	21.08%	46.12%

Quadro 3 Conselheiro 1, sexo feminino, ≥ 20 anos

	Última vez que teve relações sexuais		Usou preservativo da última vez?		# Número de parceiros sexuais nos últimos 3 meses		Sexo enquanto intoxicado nos últimos 3 meses		Resultado esperado do teste	
	Visita 1	Visitar 2	Visita 1	Visitar 2	Visita 1	Visitar 2	Visita 1	Visitar 2	Visita 1	Visitar 2
Média	**2.68**	2.48	1.39	1.74	1.90	1.90	2.23	2.26	2.94	2.10
Padrão Desvio	1.89	1.69	0.50	0.44	0.30	0.30	0.67	0.58	0.36	1.01
% de Err de Média	70.46%	68.05%	35.70%	25.53%	15.79%	15.79%	30.05%	25.49%	12.24%	48.25%
Padrão Desvio População	1.86	1.66	0.50	0.44	0.30	0.30	0.66	0.57	0.35	1.0
% de Err de Média	69.32%	66.96%	35.12%	25.12%	15.53%	15.53%	29.56%	25.07%	12.04%	47.47%

Quadro 4 Conselheira 1, mulher, 20 anos e falante de Oshiwambo

	Última vez que teve relações sexuais		Usou preservativo da última vez?		# Número de parceiros sexuais nos últimos 3 meses		Sexo enquanto intoxicado nos últimos 3 meses		Resultado esperado do teste	
	Visita 1	Visitar 2	Visita 1	Visitar 2	Visita 1	Visitar 2	Visita 1	Visitar 2	Visita 1	Visitar 2
Média	**1.73**	2.53	1.47	1.8	2	2	2.20	2.20	2.87	2.2
Padrão Desvio	1.03	1.77	0.52	0.41	0	0	0.68	0.56	0.52	1.01
% de Err de Média	59.58%	69.77%	35.21%	23.00%	0%	0%	30.73%	25.48%	18.01%	46.10%
Padrão Desvio População	1.0	1.71	0.50	0.40	0	0	0.65	0.54	0.50	0.98
% de Err de Média	57.56%	67.40%	34.02%	22.22%	0%	0%	29.69%	24.62%	17.40%	44.54%

Quadro 5 Conselheiro 1, mulher, 20 anos e residente em zona urbana

	Última vez que teve relações sexuais		Usou preservativo da última vez?		# Número de parceiros sexuais nos últimos 3 meses		Sexo enquanto intoxicado nos últimos 3 meses		Resultado esperado do teste	
	Visita 1	Visitar 2	Visita 1	Visitar 2	Visita 1	Visitar 2	Visita 1	Visitar 2	Visita 1	Visitar 2
Média	**2.93**	2.61	1.32	1.75	1.86	1.89	2.25	2.32	2.93	2.0
Padrão Desvio	1.90	1.73	0.48	0.44	0.36	0.31	0.70	0.55	0.38	1.02
% de Err de Média	65.01%	66.30%	35.99%	25.20%	19.19%	16.64%	31.13%	23.60%	12.91%	50.92%
Padrão Desvio População	1.87	1.70	0.47	0.43	0.35	0.31	0.69	0.54	0.37	1.0
% de Err de Média	63.84%	65.11%	35.34%	24.74%	18.84%	16.34%	30.57%	23.18%	12.67%	50.00%

Quadro 6 Conselheira 1, mulher, 20 anos, residente em zona urbana e nunca casada

	Última vez que teve relações sexuais		Usou preservativo da última vez?		# Número de parceiros sexuais nos últimos 3 meses		Sexo enquanto intoxicado nos últimos 3 meses		Resultado esperado do teste	
	Visita 1	**Visitar 2**	**Visita 1**	**Visitar 2**	**Visita 1**	**Visitar 2**	**Visita 1**	**Visitar 2**	**Visita 1**	**Visitar 2**
Média	**2.75**	2.58	1.33	1.75	1.83	1.88	2.25	2.38	2.92	1.92
Padrão Desvio	1.85	1.77	0.48	0.44	0.38	0.34	0.74	0.58	0.41	1.02
% de Err de Média	67.18%	68.41%	36.12%	25.28%	20.77%	18.02%	32.76%	24.24%	14.00%	53.11%
Padrão Desvio População	1.81	1.73	0.47	0.43	0.37	0.33	0.72	0.56	0.40	1.0
% de Err de Média	65.77%	66.97%	35.36%	24.74%	20.33%	17.64%	32.08%	23.73%	13.70%	51.99%

Quadro 7 Conselheira 1, mulher, 20 anos, residente em meio urbano, nunca casada e com o ensino secundário

	Última vez que teve relações sexuais		Usou preservativo da última vez?		# Número de parceiros sexuais nos últimos 3 meses		Sexo enquanto intoxicado nos últimos 3 meses		Resultado esperado do teste	
	Visita 1	Visitar 2	Visita 1	Visitar 2	Visita 1	Visitar 2	Visita 1	Visitar 2	Visita 1	Visitar 2
Média	2.62	2.33	1.33	1.76	1.81	1.86	2.29	2.38	2.90	1.86
Padrão Desvio	1.88	1.71	0.48	0.44	0.40	0.36	0.72	0.59	0.44	1.01
% de Err de Média	71.92%	73.40%	36.23%	24.77%	22.24%	19.31%	31.37%	24.76%	15.02%	54.61%
Padrão Desvio População	1.84	1.67	0.47	0.43	0.39	0.35	0.70	0.58	0.43	1.0
% de Err de Média	70.18%	71.63%	35.36%	24.17%	21.70%	18.84%	30.62%	24.17%	14.66%	53.29%

Quadro 8 Homens na casa dos 20 anos

	Última vez que teve relações sexuais		Usou preservativo da última vez?		# Número de parceiros sexuais nos últimos 3 meses		Sexo enquanto intoxicado nos últimos 3 meses		Resultado esperado do teste	
	Visita 1	**Visitar 2**	**Visita 1**	**Visitar 2**	**Visita 1**	**Visitar 2**	**Visita 1**	**Visitar 2**	**Visita 1**	**Visitar 2**
Média	**3.56**	3.49	1.63	1.67	2.26	1.72	2.21	2.21	2.63	2.16
Padrão Desvio	1.69	1.86	0.62	0.52	1.0	0.55	0.64	0.56	0.79	1.00
% de Err de Média	47.62%	53.22%	37.97%	31.17%	44.32%	31.89%	28.90%	25.29%	29.97%	46.16%
Padrão Desvio População	1.67	1.83	0.61	0.52	1.0	0.54	0.63	0.55	0.78	1.0
% de Err de Média	47.07%	52.59%	37.53%	30.81%	43.79%	31.52%	28.56%	25.00%	29.62%	45.62%

Quadro 9 Homens na casa dos 20 anos e falantes de Oshiwambo

	Última vez que teve relações sexuais		Usou preservativo da última vez?		# Número de parceiros sexuais nos últimos 3 meses		Sexo enquanto intoxicado nos últimos 3 meses		Resultado esperado do teste	
	Visita 1	Visitar 2	Visita 1	Visitar 2	Visita 1	Visitar 2	Visita 1	Visitar 2	Visita 1	Visitar 2
Média	**3.63**	4.0	1.50	1.56	2.44	1.75	2.19	2.25	2.63	2.13
Padrão Desvio	1.78	1.67	0.82	0.63	1.15	0.68	0.66	0.58	0.81	1.02
% de Err de Média	49.22%	41.83%	54.43%	40.27%	47.30%	39.04%	29.95%	25.66%	30.71%	48.22%
Padrão Desvio População	1.73	1.62	0.79	0.61	1.12	0.66	0.63	0.56	0.78	0.99
% de Err de Média	47.66%	40.50%	52.70%	38.99%	45.80%	37.80%	29.00%	24.85%	29.74%	46.69%

Quadro 10 Homens, 20 anos, a viver em ambiente urbano, nunca casados, com ensino secundário e empregados

	Última vez que teve relações sexuais		Usou preservativo da última vez?		# Número de parceiros sexuais nos últimos 3 meses		Sexo enquanto intoxicado nos últimos 3 meses		Resultado esperado do teste	
	Visita 1	Visitar 2	Visita 1	Visitar 2	Visita 1	Visitar 2	Visita 1	Visitar 2	Visita 1	Visitar 2
Média	**2.81**	3.19	1.69	1.69	2.56	1.94	2.13	2.19	2.38	2.0
Padrão Desvio	1.68	1.83	0.48	0.48	0.73	0.44	0.62	0.54	0.96	1.03
% de Err de Média	59.80%	57.53%	28.37%	28.37%	28.39%	22.84%	29.14%	24.86%	40.31%	51.64%
Padrão Desvio População	1.63	1.78	0.46	0.46	0.70	0.43	0.60	0.53	0.93	1.0
% de Err de Média	57.91%	55.70%	27.47%	27.47%	27.49%	22.12%	28.21%	24.07%	39.03%	50.00%

Quadro 11 Homens na casa dos 40 anos

	Última vez que teve relações sexuais		Usou preservativo da última vez?		# Número de parceiros sexuais nos últimos 3 meses		Sexo enquanto intoxicado nos últimos 3 meses		Resultado esperado do teste	
	Visita 1	Visitar 2	Visita 1	Visitar 2	Visita 1	Visitar 2	Visita 1	Visitar 2	Visita 1	Visitar 2
Média	**2.53**	2.60	1.33	1.53	2.2	2.07	2.07	2.07	2.73	1.93
Padrão Desvio	1.64	1.72	0.49	0.52	0.41	0.26	0.59	0.46	0.70	1.03
% de Err de Média	64.80%	66.30%	36.60%	33.68%	18.82%	12.49%	28.72%	22.15%	25.75%	53.42%
Padrão Desvio População	1.59	1.67	0.47	0.50	0.4	0.25	0.57	0.44	0.68	1.0
% de Err de Média	62.61%	64.05%	35.36%	32.54%	18.18%	12.07%	27.75%	21.40%	24.87%	51.61%

Quadro 12 Mulheres na casa dos 40 anos

	Última vez que teve relações sexuais		Usou preservativo da última vez?		# Número de parceiros sexuais nos últimos 3 meses		Sexo enquanto intoxicado nos últimos 3 meses		Resultado esperado do teste	
	Visita 1	**Visitar 2**	**Visita 1**	**Visitar 2**	**Visita 1**	**Visitar 2**	**Visita 1**	**Visitar 2**	**Visita 1**	**Visitar 2**
Média	**1.93**	2.27	1.33	1.60	1.93	1.93	2.33	2.27	2.80	2.07
Padrão Desvio	1.22	1.33	0.49	0.51	0.26	0.26	0.49	0.59	0.56	0.97
% de Err de Média	63.25%	58.88%	36.60%	31.69%	13.36%	13.36%	20.91%	26.19%	20.02%	47.18%
Padrão Desvio População	1.18	1.29	0.47	0.49	0.25	0.25	0.47	0.57	0.54	0.94
% de Err de Média	61.10%	56.88%	35.36%	30.62%	12.90%	12.90%	20.20%	25.30%	19.34%	45.46%

<u>Chave</u>

Última vez que teve relações sexuais	Usou preservativo da última vez	# Número de parceiros sexuais nos últimos 3 meses
1=mesmo mês	1=não	1=zero
2=1 mês	2=sim	2=um
3=2 meses		3=dois
4=3 meses		4=três
5=mais de 3 meses		5=n/a
6=inconclusivo		

Sexo enquanto intoxicado nos últimos 3 meses	Resultado esperado do teste
1=sim	1=negativo
2=não	2=positivo
3=n/a	3=não sabe

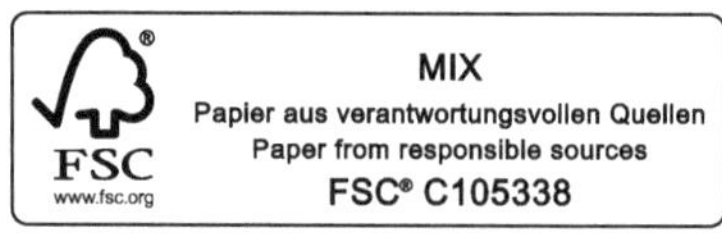

Printed by Books on Demand GmbH, Norderstedt / Germany